I0785805

EL ARTE AMATORIO SEXUAL

Lecciones de sexo para principiantes

Libro primero:
La problemática del egocentrismo

Albert Zaid

Para todos los principiantes en esto del sexo.

ÍNDICE

Advertencia 11

Presentación 13

La problemática del egocentrismo 19

Ejemplo de caso práctico 23

Análisis de errores 37

Procedimiento adecuado de la

práctica sexual primaria 43

Problemática de la eyaculación precoz............61

Consideración final 63

Advertencia

Este texto pretende servir de lectura entretenida a la vez que de guía de orientación práctica para los no iniciados en el mundo de las artes amatorias - sexuales.

Se advierte de su contenido franco, explícito y manifiesto en cuanto a la práctica sexual se refiere, sin pretender ser una obra de carácter pornográfico - obsceno sino didáctico - educativo.

El autor

Presentación

Si pretendes dar lecciones sobre algo se supone que es porque conoces bien el tema. No solo debes saber de qué trata lo que dices desde un punto de vista teórico, sino también práctico, material. Debes dominar muy bien eso de lo que quieres hablar; ser un experto.

No sería admisible que trataras de dar clases de aquello de lo que solo eres un simple conocedor, como cualquier otro. Tienes que ser un maestro.

Antes de iniciar cualquier disertación sobre las materias que aquí se van a exponer es necesario que su autor se presente. El lector/a debe saber quién ha escrito estas lecciones y sus razones.

Pues eso, me presento.

Comencemos por mi formación académica.

Estudié la carrera universitaria de Psicología en la universidad escocesa de Edimburgo. Allí obtuve el grado de Psicólogo en el año de 1.992. Posteriormente me especialicé en Psicología Clínica y Docencia Universitaria en la misma casa de estudios.

En 1.998 concursé y obtuve plaza para dar clases como profesor titular en las cátedras de Personalidad Humana, por una parte, y Relaciones Íntimas, por la otra. Este año cumpliré 20 años ejerciendo de docente en estas especialidades.

Eso en cuanto a mi formación teórico - académica.

Veamos ahora la parte práctica.

A mis cincuenta y un años de edad he mantenido relaciones sexuales con muchas personas a lo largo de mi vida. Muchas más del doble de los años que llevo cumplidos.

Y no es que las haya utilizado para luego escribir un libro como este, como algún osado de malos pensamientos pudiese creer, sino que los trajines y vericuetos extraños por los que ha discurrido mi vida lo han querido de esta manera.

El cúmulo de conocimientos teóricos que poseo sobre la mente y el comportamiento humano, sumados a lo amplio y dilatado de mi trayectoria libidinosa, me permiten hablar, con cierta propiedad, sobre estos asuntos. Puede decirse que soy un experto. Así lo creo yo y por eso me he atrevido a escribir y publicar un texto como este.

Habrá quien, con toda lógica, se pregunte:

«¿Qué pretende este sujeto compartiendo tales conocimientos?»

Se lo explico.

Mis razones son múltiples y muy diversas. No las voy a exponer todas. Creo que con mencionar las tres de ellas más importantes, según mi óptica, será suficiente.

La primera, que pensando en mí mismo antes de mantener mis primeras relaciones sexuales, supuse lo mucho que me hubiese gustado encontrar y leer entonces un libro como este. Un texto en el que me explicaran los detalles de cómo hacer eso de la mejor manera posible. Me habría evitado las decenas de situaciones complicadas y embarazosas que padecí.

La segunda, porque siento que he llegado a un nivel de autorrealización en mi vida que me permite expresar lo que pienso sin vergüenzas ni limitaciones. Suele ocurrir que por el hecho de vivir en sociedad nos llenamos de complejos que limitan la expresión de nuestras formas de pensar. No decimos lo que pensamos porque tenemos temor de ofender, o de pasar por ordinarios o vulgares. Preferimos ceñirnos a las camisas de fuerza que las formas culturales del mundo en que vivimos nos obligan a usar.

Obviamente, este no es mi caso.

Después de muchos años buscando la tan ansiada liberación moral y psicológica, he llegado a una etapa en la que por fin me siento libre de decir todo lo que quiero. Y al que no le guste lo tiene bastante fácil; no me lea. Nadie tiene que sentirse obligado a hacerlo.

Y la tercera razón, es por una extraña manía que traigo heredada de mis años como docente universitario de querer enseñar todo lo que sé.

Una de las cosas que más detesto es el egoísmo, y eso implica también al conocimiento. Todo el que sabe algo debería enseñarlo. Este es uno de los pilares que orienta mi forma de vida. Nada quiero llevar conmigo a mi tumba más que mi cuerpo. No quiero que mis ideas y conocimientos se vengan también conmigo ¿Para qué me servirían después de muerto? Para nada, eso es más que evidente.

Si Einstein se hubiese llevado consigo sus conocimientos acerca de la relatividad, el espacio y el tiempo, etc., los avances científicos de la humanidad en este campo quizás hoy no hubiesen sido posibles. Hubiésemos tenido que esperar a que otro/a u otros/as descubriesen estos conocimientos y los compartiesen con todos nosotros.

Realizada entonces la obligada presentación, entremos ahora en materia. Vamos al contenido de esta primera entrega; la problemática del egocentrismo.

Problemática del egocentrismo

El mayor error que se suele cometer cuando se comienza a mantener relaciones sexuales es este; el del egocentrismo. Buscar a toda costa la propia satisfacción. No pensar en la otra persona sino únicamente en uno mismo. En el caso de los hombres, introducir el pene y eyacular. Esa es la única meta. El resto da igual.

Muchas veces se cree, erróneamente, que con aquello ya la pareja debería darse por satisfecha, y no es así.

Una persona egocéntrica es aquella que piensa que todo gira alrededor de él, que es el centro del Universo. En el mundo amatorio - sexual esto no funciona así.

El acto sexual es cosa de DOS, no solo de uno. Son dos los involucrados. Y ambos buscan lo mismo; el placer del acto en sí mismo y el orgasmo. Los dos son inseparables. De nada vale el placer sin orgasmo. Lo contrario es un poco más difícil. No se entendería un orgasmo sin previo placer.

Esta es la razón de que las primeras experiencias sexuales sean tan poco aprovechadas, e incluso, en ocasiones desagradables. En el caso de los hombres heterosexuales no tanto para él como para su compañera de turno.

Esto es algo que ocurre con muchísima frecuencia y es perfectamente comprensible.

Como inexpertos que somos, queremos experimentar para ir sobre la marcha corrigiendo nuestros propios errores. Pero cuando piensas que todo está bien y en realidad es al contrario, tienes que detenerte a pensar.

No esperes que te pase como a la mayoría, que después de muchos años es que vienen a comprender por qué sus parejas de turno no se sentían a gusto con ellos/as y desaparecían de sus vidas sin dejar rastro. Obviamente era porque no se sentían satisfechos/as.

Cuando no has tenido tu primera relación sexual completa, tienes ciertos temores. Temor a fallar, a hacerlo mal, a quedar en ridículo, a dejar a tu pareja insatisfecha, etc. En el caso de los hombres, a eyacular antes de meterlo, a no dar todo lo que tu chica espera de ti, a que no se te levante el pene, a no durar el tiempo necesario, etc.

Ejemplo de caso práctico

Para analizar en detalle los intríngulis y vericuetos de la problemática sexual primaria, expondré el caso real de mi primera experiencia en esta materia.

La primera chica con la que estuve fue una joven morena que trabajaba en casa ayudando con las tareas domésticas.

Tuve la dicha (o la desgracia) de que para ella también fue su primera vez. Ambos éramos de edades similares; 15 años.

Para entonces, yo ya llevaba años masturbándome. Comencé a masturbarme siendo aún niño. Creo recordar que no tendría más de diez años de edad. La curiosidad me llamaba y comenzaba a frotarme el miembro cuando me duchaba o estaba en el váter. Pero me asustaba cuando sentía que se me acercaba cierto cosquilleo, y lo dejaba. Eran ganas similares a las de orinar.

Un buen día, decidí llegar hasta el final a ver qué pasaba. Para mi época no existía, como ahora, la educación sexual en los colegios ni en casa, por lo que hablar de semejante tipo de cosas estaba completamente prohibido. De allí que aquellas experiencias no pude comentarlas con nadie nunca. Creo que solo ahora que las rememoro, es que hablo de ellas.

Fue así como tuve mi primer y pequeño "orgasmito", por llamarlo de alguna manera. No hubo eyaculación alguna, porque para entonces, obviamente, mis testículos no producían semen alguno. No me había desarrollado.

Mi sexualidad, como la de todos los humanos que habitamos el planeta, no se despertó con el desarrollo; cuando comenzaron a salirme pelos en los testículos, el pecho o las axilas, o cuando comencé a eyacular.

Mis deseos sexuales, estuvieron siempre conmigo, aún mucho antes de comenzar a masturbarme. Nací con ellos.

Quienes piensan que los apetitos carnales despiertan con la pubertad están tremendamente equivocados. A mí no me hizo falta ir a la universidad para saberlo. Mi propia experiencia habla mejor de ello que cualquier tratado de sexología.

Es obvio que, como en todos los aspectos del quehacer humano, no está bien establecer generalidades en esta cuestión. En materia sexual nunca está todo dicho. La diversidad sexual en la especie humana es única entre todas las del reino animal. Hay de todo.

Hay quienes no han sentido deseo sexual jamás en sus vidas, y quienes aún habiéndolo sentido es mínimo, insignificante. Hay otros para quienes ese es el centro alrededor del cual gira toda su vida. Luego está la mayoría, los moderados; los del "ni mucho ni poco".

La mayor o menor intensidad del deseo sexual en cada quien determina la forma de vida que lleva, sus patrones de conducta, su forma de ser.

Aquella chica con la que tuve mi primer acto sexual era semejante a mí en este sentido, o al menos lo era por aquella época. Ambos estábamos ansiosos por practicar el acto sexual. Un inmenso deseo mutuo se apoderó de ambos desde los primeros días que llegó a casa.

Debo aclarar que la joven de quien les hablo no era, en realidad, una "trabajadora" como tal, sino una especie de criada que mi madre se había traído del campo para que la ayudara con las cosas de casa.

Yo vivía por entonces en Bandar Seri Begawan, la capital de Brunei, el país donde nací. Mi madre se había mudado para allá desde Inglaterra antes de yo nacer porque encontró un trabajo enseñando en una escuela. Allí conoció al que años después fue mi padre; un joven oriundo de aquel lugar. Por entonces Brunei era aún un protectorado del Imperio Británico.

Cuando alguien de la ciudad tomaba como criada alguna chica del campo, era visto como su benefactor, más que como su patrón o como su jefe.

La pobreza en los campos por aquellos tiempos era tremenda. En casa éramos tres varones, yo el menor. Ninguno se fijó en la niña sino únicamente yo. Es probable que haya sido porque era muy poco agraciada físicamente. Era una morena bastante feíta de cara. Quizás por eso mi madre se la había traído así; para que no nos fijásemos en ella y no ocurrieran cosas como aquella que justamente ocurrió poco tiempo después entre los dos.

Un buen día, la encontré lavando ropa a mano con el vestido mojado pegado a su cuerpo. Un intenso deseo sexual se despertó inmediatamente en mí. A ninguno de mis hermanos ni a mi madre les llamó la atención que mientras lavara la ropa, el vestido se le mojara y se le pegara del cuerpo, pero a mí aquello me hizo volver como loco.

Desde entonces comenzamos a acercarnos amistosamente hasta que llegó el día que no pude aguantar más y le pedí tener relaciones sexuales.

Obviamente no ocurrió todo así directamente, sin más. Durante días estuvimos acercándonos, estrechando lazos entre nosotros, e incluso acostándonos en la misma cama sin tocarnos, aunque deseándonos.

Desde que ocurrió lo del vestido mojado no pude evitar intentar acercamientos constantes a ella y viceversa. No sé si hago mal hablando por los dos, debo reconocerlo. Hablo por la impresión que me daba. Ambos hacíamos lo mismo.

Nuestras aproximaciones se debían en buena parte a que pasábamos mucho tiempo juntos y solos los dos en casa. Mi madre siempre estaba trabajando o estudiando, y mis hermanos en sus institutos o por las calles jugando con sus amigotes. Mi padre no estaba y nunca estuvo porque murió ahogado en un accidente de pesca el mismo año de mi nacimiento. Tampoco teníamos más familia en Brunei, todos estaban en Inglaterra.

El día de los hechos, estaba mirando la tele con uno de mis hermanos mayores en nuestra compartida habitación. Mi otro hermano y mi madre no estaban en casa. Eran casi las ocho de la noche.

Noté que mi hermano se había quedado profundamente dormido. Sigilosamente, me fui hasta la habitación de la chica. Estaba acostada en su cama. Al mirarme, sonrió. Me senté en el borde de la cama a su lado y le dije que quería que tuviésemos relaciones sexuales. Fue algo que se me escapó espontáneamente. Creo que más que decírselo, se lo imploré.

Viéndola así, tendida en su cama, inmóvil, en la posición de boca arriba, sentí que el corazón se me quería salir del pecho y el pene del pantalón. La deseaba con mucha intensidad.

Para mi sorpresa y beneplácito, accedió sin poner ningún reparo. Simplemente dijo que sí, que estaba bien, que lo hiciésemos.

Me pidió que fuese a apagar la televisión del salón principal que se la había dejado encendida. Corrí a hacerlo.

Cuando volví, seguía inmóvil en la misma posición; acostada boca arriba.

Tenía un vestido largo que le llegaba hasta los tobillos, por lo que para quitarse las bragas solo tenía que subírselo hasta la cintura sin necesidad de desnudarla por completo. Su forma de vestir iba acorde con su religión musulmana, que más que una confesión religiosa, en sentido estricto, era una forma de vida que abarcaba todos los aspectos de la personalidad de sus seguidores. Sin embargo, por aquellos tiempos en Brunei la forma de vida religioso - musulmana no era tan estricta y fanática como ocurría y aún hoy ocurre en otros lugares del planeta. El simple hecho de que a una joven adolescente como aquella su familia le autorizase a vivir sin su protección en un lugar donde vivían tres jóvenes adolescentes en edades similares a la suya, lo demuestra claramente. Algo así sería impensable en países musulmanes de corte radical.

En cuanto estuve al lado de la joven, me pidió que apagara la luz de la habitación y lo hice. Era obvio que sentía cierta timidez, e inclusive vergüenza, por lo que iba a ocurrir. No quedamos completamente a oscuras, como seguramente hubiese sido su deseo. La luz del pasillo entraba por la entrada de la habitación, cubierta solo con una simple cortina blanca, y dejaba la estancia bañada de una luz muy tenue.

Seguidamente, le subí el vestido hasta las rodillas, metí las dos manos entre sus piernas y le extraje suavemente las bragas. El olor almizclado y penetrante de su vagina me excitó muchísimo más de lo que ya estaba.

Me quité el pantalón del pijama, la ropa interior y con el pene tremendamente erecto, tieso como un bate, me subí encima de ella.

En cuanto la chica sintió que estaba sobre ella, se subió el vestido aun más, hasta la altura del ombligo, y abrió las piernas por completo para recibirme.

No me podía creer que aquellos momentos tan fantásticos me estuviesen ocurriendo precisamente a mí. Era la primera vez de mi vida que iba a introducir mi pene en una vagina, y estaba tan ansioso que no podía esperar un segundo más.

Tomé mi pene con la mano derecha, lo coloqué en la entrada del hueco húmedo de aquella vagina y empujé hacia dentro con todas mis fuerzas, henchido de emoción.

Lo que ocurrió a continuación fue una de las mayores catástrofes que he padecido en mi vida.

La chica dio un salto gigantesco hacia arriba de la cama, como si le hubiesen dado un fuerte calambrazo eléctrico. Fue algo automático, instantáneo. El pene no llegó a entrarle por completo. Ni siquiera la mitad.

A la vez que la chica dio el fuerte salto hacia atrás, me empujó violentamente con las manos puestas sobre mi pecho y gritó:

—¡¡¡Noooooooooo!!!

—¿Qué te pasa? —pregunté sorprendido— ¡No grites, que se puede despertar mi hermano!

—¡¡¡No quiero!!! —dijo enérgica y firme— ¡Quítate de aquí! ¡No quiero hacer esto!

—Pero... ¿Por qué? ¿Qué te pasa? —pregunté, absolutamente descolocado.

—Eso duele demasiado —dijo mientras terminaba de apartarme de encima—.

Déjame tranquila. No quiero hacer eso contigo.

Y no hubo forma ni manera humana de que me dejase volver a intentarlo.

Le imploré, le supliqué, le rogué, le pedí en todas las formas por mí conocidas, y de ningún modo accedió.

«¡Dije que no, y se acabó! —sentenció— ¡Nunca voy hacer eso contigo!».

Las rocas de hielo más heladas del polo norte sintieron envidia de mí en aquel momento. Mi estupefacción fue completa, absoluta.

Fue tal mi consternación, que mis deseos sexuales, al igual que ya había ocurrido con los suyos, desaparecieron de manera fulminante.

Ni siquiera quise masturbarme para terminar la faena. Me quedé en estado de shock.

Seguidamente, la joven se levantó de la cama a buscar su braga, se la colocó rápidamente, y se acostó nuevamente arropándose por completo y dándome la espalda.

Fue una escena dantesca de la que aún hoy conservo los detalles exactos entre mis recuerdos. Mis alumnos de la universidad saben bien cuánto la rememoro cada vez que llegamos a los temas relativos a las relaciones sexuales en adolescentes.

Si hubiese sabido lo que sé hoy de sexo, la historia hubiese sido completamente diferente. Pero qué le vamos a hacer. Nadie nace "aprendido", como se suele decir comúnmente.

Análisis de errores

El ejemplo propuesto nos servirá de base y guía para extraer conclusiones sobre los errores cometidos.

El primero de ellos, y quizás el mayor, fue no haber "calentado", es decir, excitado a la chica previamente antes de intentar la penetración.

Es bastante probable que algo excitada ya hubiese estado, pero a todas luces resultaba tremendamente insuficiente.

Así como a los hombres se nos pone el pene tieso como una piedra por la excitación cuando vamos a tener relaciones sexuales, a las chicas también se les "calienta" la vagina (por decirlo de alguna manera) Al hacerlo, se produce la secreción de ciertos fluidos vaginales que sirven para facilitar la cópula.

Así como los hombres producimos un flujo previo al acto sexual, ellas también su propio flujo. Son sustancias que segregamos de manera natural y que contribuirán en la penetración vaginal.

Las mujeres no solo producen su propio flujo, sino que la vagina se les dilata, es decir, se expande para permitir la entrada del miembro, para facilitarla. Luego regresa a su estado normal. Esto es algo completa y absolutamente natural.

Físicamente, en cuanto al tema sexual, hombres y mujeres funcionamos de formas muy distintas. Se suele utilizar el símil de la bombilla eléctrica para ilustrar este aspecto. Se dice que los hombres somos como las bombillas de luz; tan pronto nos llega la corriente eléctrica nos encendemos. Ellas no funcionan así. Son completamente diferentes.

Las personas de sexo femenino tienen que excitarse muy bien antes de la penetración para que la vagina pueda facilitar el acceso del pene. Mucho más si se trata de una chica que nunca antes ha mantenido relaciones sexuales, como era el caso de aquella que estuvo conmigo y que estamos tratando como ejemplo.

Tratándose de una joven adolescente que nunca antes ha practicado el coito, como aquella, había que ser muchísimo más cuidadoso y paciente.

El arte amatorio - sexual no es simplemente una unión físico - carnal entre dos o más personas, sino algo profundamente mental - psicológico.

Las prácticas sexuales entre desconocidos carecen del componente amatorio, fundamental para llegar al disfrute pleno de la actividad sexual.

No es necesario que haya plenitud amorosa en el sentido de enamoramiento estricto para que la relación carnal sea del máximo provecho. Obviamente, religiosos y moralistas no estarán de acuerdo con este planteamiento. Si nos apartamos un poco de posiciones extremistas podemos llegar a la conclusión de que para que se produzca una buena relación amoroso - sexual entre dos o más personas, es necesario que antes se hayan tendidos puentes afectivos entre los involucrados.

Importantes estudios realizados entre personas que ejercen la prostitución han demostrado que la gran mayoría de clientes atendidos además de sexo buscaban afecto. Es evidente que ninguno de ellos lo expresa abiertamente. Se manifestaba en la necesidad de las charlas previas, de ser escuchado/a, de conocer y de ser conocido/a, etc.

Se sabe de casos de personas que habiendo pagado para realizar la actividad sexual invirtieron el tiempo solo en hablar. Lo único que querían era ser escuchados, y haciéndolo, recibían unas pocas migajas de afecto. Uno de los mejores obsequios afectuosos que se le puede hacer a alguien es escucharlo.

Difícilmente una chica virgen como aquella y un chico por entonces también virgen como yo, hubiésemos podido mantener una relación sexual plena aquella noche.

Parece evidente que entre ambos se había iniciado una relación amorosa de fuerte contenido sexual. Según el relato, lo evidencian los contactos previos que durante muchos días se sucedieron entre los dos antes de llegar a la consumación sexo - genital.

Antes de nuestra unión carnal hubo una previa unión espiritual. Un lazo energético nos unió y nos llevó a intentar llegar más lejos; a lo corporal.

¿Cuál fue la causa principal que evitó la consumación del acto amatorio - sexual pleno entre nosotros?

Parece obvio; nuestra inmensa inmadurez psíquica.

¿Cómo debí haber actuado?

Aun y cuando es imposible retornar al pasado para remediar aquella situación, sí podemos hacer un ejercicio de imaginación para establecer de qué manera debí haber actuado en aquella situación.

Veamos cómo.

Procedimiento adecuado de la práctica sexual primaria

¿Cómo debía haber actuado yo en aquella, mi primera vez?

¿Cual hubiese sido la mejor forma de proceder?

Veámoslo paso por paso.

Lo primero que debí haber hecho era desnudar completamente a mi compañera.

Si ya había aceptado que mantuviésemos la relación sexual e incluso había consentido en que le bajase las bragas, lo siguiente debió haber sido quitarnos ambos completamente la ropa.

Ese paso inicial de quedarse completamente desnudo contribuye notoriamente en el incremento de la excitación sexo - genital.

Ella estaba esperando por mí en su cama, por lo que parece evidente que era a mí a quien correspondía llevar la iniciativa; realizar los pasos.

Siendo así, debí haber sido yo quien desnudara a ambos completamente. Primero a ella, después a mí.

Una vez desnudos los dos, debí haberme acostado a su lado pegando nuestros cuerpos entre sí para que fuese subiendo de intensidad nuestro mutuo estado de excitación. Y no tanto el mío como el de ella.

Es más que evidente que desde el principio yo ya estaba dispuesto y listo para introducirle el miembro viril, pero en el caso de mi compañera requería un mayor período de excitación para que la vagina se dilatara lo máximo posible, tal y como hemos explicado en párrafos anteriores.

Cuando se está de tal manera excitado sexualmente como lo estaba yo en aquella ocasión, la mente se obnubila y no atiende a razones. Es común entre los del sexo masculino querer entregarnos al acto sexual sin detenernos a pensar. No se trata de que seamos anormales por eso. Es algo completamente normal. El deseo sexual intenso bloquea el pensamiento. Es por eso que existen tantos delincuentes sexuales; porque no son capaces de controlar sus impulsos y se dejan llevar por ellos incurriendo en las peores conductas imaginables de las que muchas veces se estarán arrepintiendo por el resto de sus vidas.

Nosotros, y solo nosotros, tenemos el control.

Nuestro cerebro, en el plano sexual, actúa como un caballo desbocado. Nosotros vamos sobre ese caballo. Nos corresponde a nosotros controlarlo, domarlo, imponernos, hacer que nos obedezca.

Es necesario, indispensable, apelar a la racionalidad cuando la mente se bloquea por el apetito sexual incontrolado. Solo nosotros podemos canalizar la situación.

Los humanos tenemos ciertas ventajas ante el resto de animales que habitan el planeta. Una de ellas, quizás la principal, es que podemos controlar nuestros pensamientos a voluntad.

En muchas ocasiones, como en esta de la que nos estamos valiendo de ejemplo, es necesario poner mucho esfuerzo. Así, y solo así, todo saldrá bien.

¿Qué debía haber hecho yo a continuación, en el caso que estamos analizando?

Respirar profundamente, pensar que es indispensable resolver la situación de la mejor manera posible, y continuar pausadamente y sin prisas con el desarrollo del proceso.

Veamos cómo.

Una vez acostado desnudo en la misma cama con la chica, debería haberle sobado todo el cuerpo con ambas manos mientras mantenía el mío pegado al suyo. Sin comenzar en la vagina. Eso siempre hay que dejarlo para último.

Otra cosa que también debí haber hecho era hacerle sentir el calor de mis testículos y la rigidez de mi pene frotándolos contra sus piernas y/o el resto de su cuerpo.

Hay que sobarlo todo, y muy especialmente la zona del cuello, detrás de las orejas, los senos (con mucha suavidad ya que son delicados), el vientre, la cara, y después, cuando ya la excitación ha subido de nivel, comenzar con la estimulación de la vagina.

¿Cuál es la mejor forma de proceder en la zona genital femenina?

El sexo oral, obviamente.

Dada mi edad temprana, inexperiencia absoluta, y consecuente gran inmadurez, muy difícilmente hubiese lamido la vagina de aquella chica en tal ocasión. Era algo que nunca se me hubiese pasado por la mente. Ni siquiera sabía entonces que esas cosas se pudiesen hacer.

Si alguien me lo hubiese dicho no me lo habría creído. Me hubiese resultado tremendamente repugnante, espantoso, horrible.

¿Cómo se me iba a ocurrir a mí lamerle la vagina a nadie?

Hubiese sido algo verdaderamente asqueroso, sucio, repulsivo.

Sin embargo, cuando has madurado completamente en materia sexual sabes que la práctica del sexo oral es una de las acciones más agradables que se pueden realizar y de las más agradecidas por tu pareja.

La práctica del sexo oral previo a la penetración es la mayor y mejor forma de excitación que podemos realizar. Para ello es necesario desprenderse de las repulsiones y complejos que normalmente son producidos por la falta de conocimiento sobre la higiene corporal, tanto masculina como femenina.

Es común pensar que la práctica del sexo oral podría causarnos enfermedades en la boca, y resulta que es al contrario. Es mucho más probable la transmisión de una bacteria de la boca a la vagina o el pene que la situación inversa.

En la boca de los humanos hay un número infinitamente superior de bacterias a de las que hacen vida en las zonas genitales.

Lo mejor, en estos casos, es realizarse un aseo previo para evitar un poco estas reticencias, pero es comprensible que cuando se está en estado intenso de excitación, o cuando, como en el caso que venimos analizando, es tu primera vez, tal aseo pase a ser una segunda prioridad. No piensas en ello. Solo quieres culminar con la relación sexual y ya está.

Si hicieses el esfuerzo de seguir este importante consejo, conocerías lo que es la felicidad absoluta de una relación sexual plena desde la primera vez que la practiques.

Cuando intentes realizar por vez primera el sexo oral, si eres hombre heterosexual, recuerda estos prácticos consejos:

1) Frota tu lengua con mucha suavidad, en forma circular, por el clítoris y sus zonas aledañas. Por si no sabes bien donde queda, se encuentra en la zona alta de la vagina, antes de la entrada. No es necesario que introduzcas

la lengua en la cavidad vaginal. Lo más importante es cubrir y lubricar bien con tu saliva el clítoris y sus zonas subyacentes.

2) Mientras estés lamiendo el clítoris de tu pareja, no dejes de masajear su cuerpo con tus manos, como lo venías haciendo antes.

3) Trata de pegar tu cara y nariz y frotarlas contra el Monte de Venus de tu pareja mientras lames el clítoris. Así la excitación sexual será mucho mayor, tanto la de ella como la tuya.

4) Si sientes que tu pareja se acerca al orgasmo, sigue sus instrucciones, si es que te las da. Puede ser que te diga que le introduzcas el pene para culminar de esa manera la faena o que te lo pida tan pronto se produzca su orgasmo. Este último caso es el más común. En todo caso, nunca dejes de lamer cuando tu chica esté sufriendo el orgasmo. Sigue lamiendo hasta que veas que la tormenta ha amainado.

Si eres mujer u hombre homosexual, y vas a practicarle el sexo oral a tu pareja, ten en cuenta estas recomendaciones:

1) Procura pasarle la lengua humedecida en saliva primero por todo el miembro. Así estarás facilitando la lubricación completa del miembro para la posterior penetración.

2) Lame con delicadeza con la punta de la lengua el prepucio, haciendo énfasis en la zona del frenillo, que es la zona que une el prepucio con el resto del pene.

3) Cuando introduzcas el pene en tu boca, no es necesario que lo metas completo. La fuente principal del placer sexual en el hombre se encuentra en el prepucio, y más específicamente en el frenillo.

4) Procura no rozar tus dientes con el prepucio. Esto es algo que le ocurre mucho a los/as novatos/as. Trata que solo tus labios, lengua y paladar entren

en contacto con la punta del pene de tu pareja. Mantén los dientes separados de él con tus labios. Para ello puedes entrenar antes chupando tus propios dedos. Si sientes que los rozas con tus dientes es que lo estás haciendo mal.

5) Si tu pareja eyacula mientras estás succionándole el pene, no dejes de succionar hasta que no sientas que ha culminado por completo. Pocas cosas son tan desagradables como una eyaculación que se corta apenas comenzar o cuando vas por la mitad. No hay ningún problema en tragarse el semen. Por eso no te vas a quedar embarazada o enfermar de nada. Muchas personas lo escupen. Es algo que queda a gusto de cada quien.

Sigamos con el proceso de lo que debí haber hecho con aquella chica de mi primera relación sexual frustrada.

Como podemos apreciar de lo que hemos expuesto hasta ahora, debí haberla masajeado suavemente con mis manos muy bien, y lamerle la vagina antes de intentar introducirle el pene.

¿Qué otras cosas podía y/o debía haber hecho?

No habiéndole practicado el sexo oral, al menos debí, con sus propios fluidos, y los que ya para entonces debía haber en la punta de mi pene, haberle masajeado suavemente la vagina.

La mayoría de los estudiosos de las relaciones sexuales opinan que pocas cosas excitan más que el juego de unión de genitales e intercambio de fluidos previo a la penetración.

Llegados a este punto, la chica ya tendría que estar lo suficientemente excitada para ser ella misma la que suplicara a gritos que le introdujese el pene.

Aún así, antes de metérselo, hay otro paso que no debemos saltar.

Hay que frotar la punta del miembro por la entrada de la vagina para que así los fluidos, tanto los suyos como los nuestros, ayuden más en la lubricación.

Solo después de esto, iremos introduciendo suavemente el pene en sus entrañas, y mucho más si se trata de una chica virgen.

Aunque nuestro cerebro clame a gritos por meterlo con fuerza hasta el fondo, debemos detenernos y evitar hacer lo que hice yo. Es obvio cuales serán las consecuencias.

Es muy probable que el lector, llegado a este punto, esté pensando que es muy fácil decir esto, pero muy difícil hacerlo. Pero no es así. Es muchísimo más fácil de lo que se piensa.

El sexo no es tanto una cuestión física como psicológica. Ya esto lo hemos explicado suficientemente, pero es algo que nunca está de más repetir.

Es interesante ahora dar respuesta a una pregunta fundamental:

¿Quién debe llevar el control en la relación sexual, el hombre o la mujer?

Salvo el caso de relaciones homosexuales, es de la opinión de quien esto escribe que somos los hombres quienes debemos llevar el control en el proceso del acto sexual, y no las mujeres. Al menos debe ser así en la primera relación o cuando estas están comenzando. No me refiero a la relación sexual propiamente dicha, sino a la parte más importante; la previa, la de los preliminares.

¿Por qué de esta afirmación?

Porque somos los hombres quienes corremos el riesgo de eyacular antes de realizar el acto, no las mujeres. Este es el mayor de los problemas.

De otra parte, es a nosotros los hombres también a quienes nos puede ocurrir la terrible desgracia de ser rechazados una vez que hemos colocado la punta del miembro en la vagina de nuestra chica y dado el primer empujón hacia adentro, como me pasó a mí.

Los hombres tenemos mucho más que perder. Y con nuestros errores, causaremos traumas sexuales no solo en nosotros mismos, sino en ellas también. La forma como enfrentaremos nuestras relaciones sexuales posteriores a las primeras, estarán directamente relacionadas con aquellas querámoslo o no. Si hemos salido airosos, tendremos una vida sexual sana, pletórica y tremendamente satisfactoria.

¿Cuál es la situación ideal?

Se resuelve con una sola palabra: COMUNICACIÓN

Si existe una buena comunicación entre las partes intervinientes en el proceso amatorio - sexual, todos los problemas y complejidades que suelen presentarse en su desarrollo se subsanarán favorablemente y nadie saldrá perdiendo.

Es comprensible que tal comunicación sea tremendamente difícil cuando se es inmaduro mentalmente, como lo éramos aquella chica de mi ejemplo y yo en aquel momento.

Si hubiese habido buena comunicación entre ambos, la cosa habría sido completamente diferente.

Si eres una persona joven que está pronto a realizar su primera relación sexual ten en cuenta un elemento fundamental de este proceso:

«El sexo no es cosa de genitales»

Si no piensas no te excitas. Si te abrazas a una fría pared o a una roca de hielo, tu pene no se moverá de su sitio. Ahora bien, si te abrazas al chico/a que te gusta, el corazón te palpitará más rápido, y los cuerpos cavernosos de tu pene comenzarán a llenarse de sangre clamando por sexo.

Problemática de la eyaculación precoz

Para terminar con el contenido de este libro primero de estas lecciones de sexo para principiantes, diremos que hay un problema gravísimo que sufrimos la mayoría de los hombres conocido por el nombre de "eyaculación precoz".

Se dice que esto ocurre cuando expulsamos el semen de forma prematura. Este tipo de patología puede tener causas tanto físicas como psicológicas. En el primer caso, lo recomendable es acudir a un médico a hacerse ver el miembro por si es necesario realizar alguna intervención quirúrgica.

Descartado cualquier problema físico que nos impida retener el semen a voluntad mientras estamos manteniendo relaciones sexuales, corresponde plantearse la cuestión de cómo hacer para retardar el momento de la eyaculación a voluntad ¿Es esto posible?

Sí, lo es.

Estudiaremos en profundidad estos aspectos en la siguiente entrega; la problemática de la eyaculación precoz.

Consideración final

Si te ha gustado el contenido de esta primera entrega, no olvides dejar tu valoración en estrellas en el portal a través del cual has adquirido este ejemplar.

Así estarás contribuyendo con el autor en la difusión de su trabajo, a la vez que haciendo posible la publicación de las próximas entregas.

Gracias por tu lectura.

Albert Zaid